요양병원 실무약어집

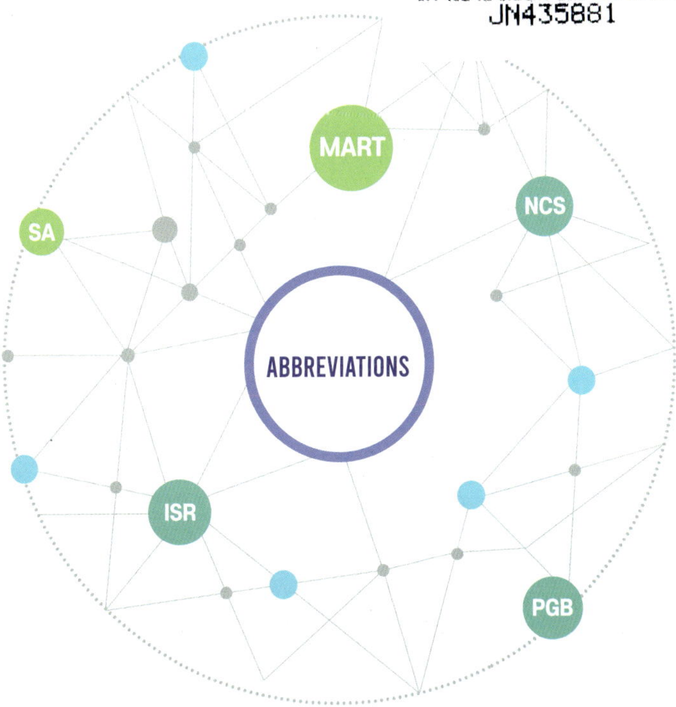

요양병원 실무약어집

1판 1쇄 인쇄 | 2023년 6월 1일
1판 1쇄 발행 | 2023년 6월 12일

지 은 이 조은준
발 행 인 장주연
출 판 기 획 이성재
책 임 편 집 황윤지
편집디자인 최정미
표지디자인 김재욱
발 행 처 군자출판사(주)
등록 제 4-139호(1991. 6. 24)
본사 (10881) **파주출판단지** 경기도 파주시 회동길 338(서패동 474-1)
전화 (031) 943-1888 팩스 (031) 955-9545
홈페이지 | www.koonja.co.kr

* 파본은 교환하여 드립니다.
* 검인은 저자와의 합의 하에 생략합니다.

ISBN 979-11-7068-018-5 (93510)
정가 20,000원

저자 **조은준**

- 가정의학과 전문의
- 노인병 인정의
- 요양병원 다년간 근무
- 고려의대, 가톨릭의대 외래교수 역임

저자의 말

요양병원에 근무하다 보면 각 대학병원 및 종합병원에서 전과에 걸쳐서 소견서, 진단서를 받게 되는데 그 내용에는 엄청난 약자들이 포함되어 있다. 그 약자들은 국제적으로 알려진 약자도 있지만 어떤 것은 각각의 병원 자체 내에서 사용하는 약자도 있어 인터넷을 검색해도 좀처럼 나오지 않아 그 약자의 암호(?)를 해독하는데 무척 애를 먹게 되는 경우가 많다. 어느 날 이것이 요양병원 업무스트레스에 꽤 큰 부분을 차지한다는 걸 알게 되었다. 이 애로점을 해소하고자 그 약자들을 모아서 쉽게 찾을 수 있게 모음집을 만들었다.

약자는 전과를 망라했으며 축약한 대문자를 굵은 활자로 표시하여 축약의 기원을 쉽게 알 수 있게 하였다. 이 책으로 약자에 매달려 많은 시간을 허비하게 되는 번거로움이 많이 줄어 진료업무에 보다 더 집중할 수 있게 되기를 바라는 마음이다. 이 시간에도 요양병원에서 노인 중환자분들에게 매달려 진력하는 '요양의학전문의'나 다름없는 의료진들과 노인케어에 힘쓰는 직원분들에게 깊은 경의를 표한다. 아울러 '서로 돕기'가 매우 희귀한 시대에 각급병원에 있는 의사들이–긴박한 의료현장에서의 고귀한 몰입에 대한 경의와 더불어–병원끼리 소통하고 도와가는 '열린 병원' 만들기에도 힘을 기울였으면 하는 바람이다.

2023년 6월 조은준

목 차

A

AAA

▸ AAA=**A**bdominal **A**ortic **A**neurysm

ABE

▸ ABE=**A**cute **B**acterial **E**ndocarditis 급성 세균성 심내막염

Abulia

의지상실증

AC

▸ AC=**A**ssist **C**ontrol, a former term for continuous mandatory ventilation, a mode of mechanical ventilation

ACA

▸ ACA=**A**nterior **C**erebral **A**rtery 앞대뇌동맥=전대뇌동맥
~supply to midline portions of the frontal lobes and superior medial parietal lobes.

ACC

▸ ACC=**A**dvanced **C**olon **C**ancer 진행성결장암

ACD

▸ ACD=**A**nemia of **C**hronic **D**isease 만성질환에 의한 빈혈

ACDF

▸ ACDF=**A**nterior **C**ervical **D**iscectomy and **F**usion
경추전방고정술/전방경유경추유합술

ACEI

▸ ACEI=**A**ngiotensin **C**onverting **E**nzyme **I**nhibitors
- block angiotensin I to angiotensin II
  → decreased production of angiotensin II
  → enhance natriuresis, lower bp & prevents remodeling(재형성) of smooth muscle and cardiac myocytes.

AC joint

▸ AC joint=**A**cromio**C**lavicular joint 견봉쇄골관절(봉우리빗장관절)

ACL

▸ ACL=**A**nterior **C**ruciate **L**igament 전방십자인대=앞십자인대

ACLR

▸ ACLR=**A**nterior **C**ruciate **L**igament **R**upture 전방십자인대 파열

ACMV

▸ ACMV (**A**ssist **C**ontrol **M**ode **V**entilation)
- 기계가 환자호흡을 100% 조절, 통제하는 방식
  장점: target tidal volume or tidal airway pressure가 보장
  단점: 자발호흡환자에게 적용시 fighting(환자와 기계의 충돌)을 일으킬 가능성
- VCV mode (Volume Control Ventilation)-setting된 tidal volume만 전달
- 1회 환기량 보장되나 압력과 관련된 외상 위험
- PCV mode (Pressure Control Ventilation)

- 설정된 기도내압이 흡기목표-설정된 압력에 도달하기 전까지 흡기 유도-도달 후에는 호기로 전환
- 흡기압조절로 폐포의 과팽창과 폐손상 예방할 수 있어 소아에 많이 사용
- 일정한 tidal volume을 보장할 수 없음

A com A

▸ A com A=**A**nterior **com**munication **A**rtery 앞교통동맥

ACPA

▸ ACPA=**A**nti-**C**itrullinated **P**eptide **A**ntibodies 항시트룰린펩티드 항체

ACS

▸ ACS=**A**cute **C**oronary **S**yndrome

- 3 types:
  1. Non-ST-Elevation Myocardial Infarction (NSTEMI)
  2. ST-Elevation MI (STEMI)
  3. unstable angina

ADF weakness

▸ ADF weakness=**A**nkle **D**orsi**F**lexion weakness

ADHF

▸ ADHF=**A**cute **D**ecompensated **H**eart **F**ailure
폐울혈을 동반한 급성심부전

ADL

▸ ADL=**A**ctivities of **D**aily **L**iving 일상생활수행능력(4~20점)

- 식사하기, 체위변경하기, 옮겨앉기, 화장실 사용하기
  → 각 문항: 완전자립 1점, 감독필요 2점, 약간도움 3점,
  상당한도움 4점, 완전도움 5점

ADR

- ADR=**A**rtificial **D**isc **R**eplacement 인공디스크 치환술

ADT

- ADT=**ADulT** (patient monitor BM3)

AED

- AED=**A**utomated **E**xternal **D**efibrillator 자동제세동기

AF

- AF=A-fib=**A**trial **F**ibrillation

AF c RVR

- AF c RVR=**A**trial **F**ibrillation **c** **R**apid **V**entricular **R**esponse

AFO

- AFO=**A**nkle-**F**oot **O**rthosis 발목관절 보조기

Aka

- Aka=**A**ll **k**nown **a**s 일명, ~로도 알려진

AKI

- AKI=**A**cute **K**idney **I**njury

ALT

- ALT=**AL**anine amino**T**ransferase 알라닌 아미노전이효소

AMI

- AMI=**A**cute **M**yocardial **I**nfarction 급성심근경색증

AMK

▸ AMK=**AM**i**K**acin

ANC

▸ ANC=**A**bsolute **N**eutrophil **C**ount 절대호중구수

ANCA

▸ ANCA=**A**nti**N**eutrophil **C**ytoplasmic **A**ntibodies
항호중구 세포질항체

Ankle DF

▸ Ankle DF=Ankle **D**orsi**F**lexion 발등굽힘

Ankle PF

▸ Ankle PF=Ankle **P**lantar**F**lexion 발바닥쪽굽힘

ANP

▸ ANP=**A** type **N**atriuretic **P**eptide=**A**trial **N**atriuretic **P**eptide

ARB

▸ ARB=**A**ngiotensin II **R**eceptor **B**locker

- selective inhibition of angiotensin II by competitive antagonism of the angiotensin II receptors → reduce adverse effects

ARDS

▸ ARDS=**A**dult **R**espiratory **D**istress **S**yndrome 성인 호흡장애 증후군

ASA

▸ ASA=**A**cetyl**S**alicylic **A**cid

ASIA

- ASIA=**A**merican **S**pinal **I**njury **A**ssociation
  ~functional impairment as a result of a SCI (Spinal Cord Injury).

ASO

- ASO=**A**thero**S**clerosis **O**cclusion

A/S synovectomy

- A/S synovectomy=**A**rthro **S**copic **synovectomy**
  관절경적 활막절제술

AST

- AST=**AS**partate amino**T**ransferase 아스파테이트 아미노전이효소
  =GOT

AST

- AST=**A**ntibiotic **S**usceptibility **T**esting=**A**ntibiotic **S**ensitivity **T**esting
  항생제 감수성 검사

ATG

- ATG=**A**nti-**T**hymocyte **G**lobulin

AV

- AV=**A**nal **V**erge 항문연(항문관의 최말단 부위)

AVP

- AVP=**A**rginine **V**aso**P**ressin=vasopressin
  =AntiDiuretic Hormone (ADH)

AVR

- AVR=**A**ortic **V**alve **R**eplacement 대동맥판막치환술

B

BA

▸ BA=**B**asilar **A**rtery 기저동맥

BA

▸ BA=**B**ronchial **A**sthma

BCS

▸ BCS=**B**reast **C**onserving **S**urgery 유방보존술

BDR

▸ BDR=**B**ile **D**uct **R**esection

• Hepatecomy S1 BDR → S1=Segment1 resection

BDT

▸ BDT=**B**roncho**D**ilator **T**est 기관지확장제 반응 검사법

~Spirometry in COPD, prior to and after the administration of bronchodilator

BE

▸ BE (B)=**B**ase **E**xcess in **B**lood

▸ BE (ecf)=**B**ase **E**xcess of the **e**xtra**c**ellular **f**luid

BG

- BG=**B**asal **G**anglia (대뇌)기저핵=바닥핵

BGM

- BGM=**B**lood **G**lucose **M**onitoring

BGU

- BGU=**B**enign **G**astric **U**lcer

BMD

- BMD=**B**one **M**ineral **D**ensity 골밀도

BMI

- BMI=**B**ody **M**ass **I**ndex 체질량지수

BMP

- BMP=**B**one **M**orphogenetic **P**rotein

BNP

- BNP=**B**-type **N**atriuretic **P**eptide (heart failure시 수치 증가)
  Heart failure → heart makes two proteins. B-type natriuretic peptide (BNP) & N-terminal-pro-BNP (NT-pro-BNP). Levels of both go up when heart failure gets worse.
  =심실 생성 단백질, 심실 근육세포에 존재, 심실벽의 확장과 용적의 과부하시 분비 증가 renin-angiotensin-aldosterone 체계를 조절하여 심장과 신장에서 교감신경활동 감소, 신장 혈류 증가, 집합관에 직접 작용 Na 분비 증가
  =congestive heart failure의 조기 진단, 예후 판정 및 치료 효과 판정의 지표
  =Brain Natriuretic Peptide (because it was first discovered in brain tissue)

BOOP

- BOOP=**B**ronchiolitis **O**bliterans **O**rganizing **P**neumonia(예전용어)
  → COP (Cryptogenic Organizing Pneumonia) 특발성 기질화 폐렴

BPHA

- BPHA=**B**i**P**olar **H**emi**A**rthroplasty(=BHA) 고관절인공관절반치환술

BPM

- BPM=**B**reaths **P**er **M**inute

BPSD

- BPSD=**B**ehavioural and **P**sychological **S**ymptoms of **D**ementia

BSI

- BSI=**B**lood **S**tream **I**nfection 혈행성 감염

BTM

- BTM=**B**one **T**urnover **M**arkers 골표지자 검사

C

CABG

- CABG=**C**oronary **A**rtery **B**ypass **G**raft surgery 관상동맥우회로이식술
  =CAB=Coronary Artery Bypass surgery 관상동맥우회술

CAD

- CAD=**C**oronary **A**rtery **D**isease 관상동맥질환

CAG

- CAG=**C**oronary **A**ngio**G**ram 심장혈관촬영술, 관상동맥조영술

CAM

- CAM=**C**onfusion **A**ssessment **M**ethod 섬망 혼동사정도구

CAP

- CAP=**C**ommunity **A**cquired **P**neumonia
  =CAP is defined as pneumonia acquired
  outside a hospital or long-term care facility

CAPD

- CAPD=**C**ontinuous **A**mbulatory **P**eritoneal **D**ialysis 지속적 복막 투석

CAT

- CAT=**C**OPD **A**ssessment **T**est 만성폐쇄성폐질환 평가테스트

CBD

- CBD=**C**ommon **B**ile **D**uct 총담관

CCA

- CCA=**C**ommon **C**arotid **A**rtery 총경동맥

CCB

- CCB=**C**alcium **C**hannel **B**lockers

ant-CCP Ab

- ant-CCP Ab=anti-**C**yclic **C**itrullinated **P**eptide 항 CCP 항체

CCR

- CCR=**C**reatinine **C**lea**R**ance=CrCl 크레아티닌 청소율

CCRT

- cis-CCRT=**cis**platin-**C**oncurrent (Combined) **C**hemo**R**adio**T**herapy

CCS

- CCS=**C**hronic **C**oronary **S**yndrome
=SIHD=**S**table **I**schemic **H**eart **D**isease

CDAC

- CDAC=**C**lostridium **D**ifficile-**A**ssociated **C**olitis

CDAD

▸ CDAD=**C**lostridium **D**ifficile-**A**ssociated **D**isease

~ 위막성 대장염(pseudomembranous colitis/PMC): 대장점막에 위막을 형성하는 경우.

Clostridium difficile associated diarrhea (CDAD): 위막을 형성하지 않는 경우도 포함.

• 위막성 대장염은 내시경검사에서 위막이 육안적으로 확인되어야 진단.

CDDP

▸ CDDP=Cisplatin

CDI

▸ CDI=**C**lostridium **D**ifficile **I**nfection

CE

▸ CE=**C**ontrast **E**nhance

CEA

▸ CEA=**C**arotid **E**nd**A**rterectomy

CECT

▸ CECT=**C**ontrast **E**nhanced **CT** Scan

CEI

▸ CEI=**C**audal **E**pidural **I**njection 미추 경막외 주사

CES

▸ CES=**C**auda **E**quina **S**yndrome 마미/말총증후군

CFA

- CFA=**C**ommon **F**emoral **A**rtery

CFS

- CFS=**C**olono**F**iber**S**cope=Colonoscopy

CFV

- CFV=**C**ommon **F**emoral **V**ein

CG-GFR

- CG-GFR=**C**ockcroft-**G**ault **GFR**

CGM

- CGM=**C**ontinuous **G**lucose **M**onitoring 연속혈당측정
  - 간질액(interstitial)의 glucose 농도 측정하여 5분 단위로 저장함으로써 혈당 변동의 패턴을 보여준다.

- rtCGM=**r**eal-**t**ime **C**ontinuous **G**lucose **M**onitoring 실시간 연속혈당측정

CHC

- CHC=**C**hronic **H**epatitis **C**

CI

- CI=**C**onfidence **I**nterval 신뢰구간

CIA

- CIA-**C**ommon **I**liac **A**rtery 온엉덩동맥=총장골동맥

CIA stenosis

- CIA stenosis=**C**ommon **I**liac **A**rtery stenosis

CIM

▸ CIM=**C**ardioVascular **I**nternal **M**edicine=CV=순환기내과

CIN

▸ CIN=**C**ontrast-**I**nduced **N**ephropathy 조영제 유도 신병증

CIS

▸ CIS=**C**arcinoma **I**n **S**itu 제자리암=상피내암

CK

▸ CK=**C**reatinine **K**inase=CPK=Creatinine PhosphoKinase
~에너지대사에서 creatinine을 phospho-creatinine으로 전환시키는 효소로 CK-MM은 주로 골격근에 분포, CK-MB는 심근에 존재하여 심근경색진단에 이용
CK-BB는 뇌와 장평활근에 분포

CKD

▸ CKD=**C**hronic **K**idney **D**isease

CKD-EPI

▸ CKD-EPI=**CKD EPI**demiology Collaboration
- research group for estimation of GFR and evaluation of surrogate endpoints for clinical trials in CKD

CLABSI

▸ CLABSI=**C**entral **L**ine-**A**ssociated **B**lood**S**tream **I**nfection
중심정맥카테터관련 혈류감염

C-line-Central Venous Catheter (CVC)

- C-line-**Central Venous Catheter (CVC)=central line 중심정맥관**
  - **Central venous line, or central venous access catheter**,
  - can be placed in internal jugular vein, subclavian vein or axillary vein, femoral vein.

CLL

- CLL=**C**hronic **L**ymphocytic **L**eukemia 만성 림프구성 백혈병

CLR

- CLR=**C**ruciate **L**igament **R**upture 십자인대파열

CM

- CM-**C**ontrast **M**edia 조영제

CMAP test

- CMAP test=**C**ompound **M**uscle **A**ction **P**otential test 복합 근육 활동전위 검사

CMV colitis

- CMV colitis=**C**yto**M**egalo**V**irus **colitis** 거대세포바이러스 대장염

CNP

- CNP=**C**-type **N**atriuretic **P**eptide

COAD

- COAD=**C**hronic **O**bstructive **A**irway **D**isease=COPD

COP

- COP=**C**ryptogenic **O**rganizing **P**neumonia 특발성 기질화 폐렴

COVID-19

- COVID-19=**CO**rona**VI**rus **D**isease-**19**

COX

- COX=**C**yclo**OX**ygenase

CP

- CP=**C**hest **P**ain

CPAP

- CPAP (**C**ontinuous **P**ositive **A**irwary **P**ressure: 지속적 기도 양압)
  - Spontaneous Mode 중(PSV, CPAP) 하나
  - 자발호흡 100%로 이루어지며 지속적 양압환기법

  자발호흡하에 흡기, 호기 모두 양압이 적용, PS mode와 거의 유사하며 PS mode에서 P-support값을 0으로 설정하면 CPAP가 된다.

  장점: 환자와 ventilator의 마찰을 줄여 편안함을 줄 수 있으며 자발호흡능력증강 연습 시 가장 적절한 mode

  단점: 자발호흡이 없거나 불규칙한 호흡에서는 사용할 수 없다.

CPE

- CPE=**C**arbapenemase-**P**roducing **E**nterobacteriaceae

  카바페넴 분해효소 생성 장내세균

CPM

- CPM=**C**ontinuous **P**assive **M**otion 지속적수동운동

  ~관절 수술 후 회복을 돕기 위한 장비. 관절에 무리를 주지 않고 관절의 움직임 범위를 단계적으로 확대

CPO

- CPO=**C**hest **P**ain **O**nset

CPR

- CPR=CardioPulmonary Resuscitation 심폐소생술
  - 가슴뼈의 아래쪽 중간에 깍지를 낀 두 손의 손바닥 뒤꿈치를 대고 5~6cm 깊이, 분당 100~120회, 30회 압박(흉골이 척추에 닿을 기세로)

CR

- CR=Coronal Plane

Craniectomy

- **Craniectomy 두개골절제술**
  뇌에 도달하기 위해 두개골을 연 후 다시 제 위치에 두지 않는 수술

Craniostomy

- **Craniostomy 두개골절개술 c burr(구멍뚫개) hole trephination(전공술)**
  - Craniotomy involves temporarily removing a piece of the skull to access the brain and then replacing it at the end of the procedure, while craniectomy involves permanently removing a piece of the skull

CR c IM nailing

- CR c IM nailing=Closed Reduction c̄ IntraMedullary nailing
  비관혈적정복후 골수내못고정술(골수강내 금속정고정술)

CRE

- CRE=Carbapenem Resistant Enterobacteriaceae

CRF

- CRF=Cardiac Risk Factor 심혈관위험인자
  =Total cholesterol/HDL cholesterol

CRIF

▸ CRIF=**C**losed **R**eduction **I**nternal **F**ixation
비관혈적정복후 유관나사를 이용한 내고정술

CRP

▸ CRP=**C**-**R**eactive **P**rotein

Cryptogenic

원인불명의

Cs

▸ Cs=**Clos**erine=cycloserine=결핵2차약제
- 결핵균의 세포벽의 합성 억제. 중추신경계 장애가 가장 흔한 부작용-두통, 어지러움, 불안증, 간질증상.
  cycloserine은 이소니아지드와 같이 Pyridoxine길항제로 작용하므로 cycloserine의 신경계 부작용 예방을 위해 Pyridoxine 복용.

CSII

▸ CSII=**C**ontinuous **S**ubcutaneous **I**nsulin **I**nfusion
지속적 피하 인슐린 주입

CSM

▸ CSM=**C**ervical **S**pondylotic **M**yelopathy 척수성 경수증

CSR

▸ CSR=**C**heyne-**S**tokes **R**espiration

CSVD

▸ CSVD=**C**erebral **S**mall **V**essel **D**isease 뇌소혈관질환
- affecting the small arteries, arterioles, venules, and capillaries of the brain

cT3N3M0-c

- cT3N3M0-c=**clinical** T=**Tumor** N=**lymph Node** M0
  =no distant **Mets**

CTA

- CTA=**C**omputed **T**omography **A**ngiography (Angiogram)
  컴퓨터단층혈관조영술

CTD

- CTD=**C**losed **T**horacostomy **D**rainage
  =Closed Chest Tube Dranaige

ctHb

- ctHb=**co**n**t**ent of total **H**emoglo**b**in
  ~potential oxygen-carrying capacity
  ~deoxyhemoglobin+oxyhemoblobin+carboxyhemoglobin+
  methemoglobin+sulfhemoglobin

cTn

- cTn=**C**ardiac **T**ropo**n**in
  cTnT=**c**ardiac **T**ropo**n**in **T**
  cTnI=**c**ardiac **T**ropo**n**in **I**
  hsTn=**h**igh-**s**ensitivity cardiac **T**ropo**n**in

CTO

- CTO=**C**hronic **T**otal **O**cclusion

- CTO=**C**ervical **T**horacic **O**rthosis
  =extension support cervical collar (neck brace)

CTSS

- CTSS=**C**losed **T**racheal **S**uction **S**ystem 폐쇄형 기관지흡인장치

CVD

- CVD=**C**ardio**V**ascular **D**isease

CVI

- CVI=**C**hronic **V**enous **I**nsufficiency 만성 정맥부전

CYP2C19

- CYP2C19=**CY**tochrome **P**450 **2C19**
  - plays a role in metabolizing of 10% of commonly prescribed drugs
  - involved in formation & breakdown of various molecules and chemicals within cells.

D

2DA

▸ 2DA=**2 D**ays **A**go

dADC

▸ dADC=**d**iffusion **A**pparent **D**iffusion **C**oefficient
-type of measurement in diffusion-weighted magnetic resonance imaging (DW-MRI)

DAMA

▸ DAMA=**D**ischarge **A**gainst **M**edical **A**dvice

DAPT

▸ DAPT=**D**ual **A**nti**P**latelet **T**herapy 이중항혈소판요법
- 급성관상동맥증후군(ACS), 경피적관상동맥중재술(PCI), 허혈성 뇌졸중에서 재발위험을 막기 위한 항혈소판제 병용요법-아스피린+P2Y12 억제제
- P2Y12단백은 혈소판표면에 있는 혈액응고조절인자 수용체로서 클로피도그렐 같은 P2Y12 억제제가 이 수용체에 결합하여 혈액응고억제

D/C

▸ D/C=**D**ecompressive **C**raniectomy

▸ D/C=**Disc**e**c**tomy

▸ D/C=**Dis**c**ontinue

D-dimer

- D-dimer=a sort of fibrin degradation product (FDP)

DDR

- DDR=**D**ual **D**elayed **R**elease technology 이중지연방출기술

De Novo

- De Novo=새로 확인된, (Latin) from the beginning

DES

- DES=**D**ry **E**ye **S**yndrome 건성안증후군

DF

- DF=**D**orsi**F**lexion 손등굽힘

DIP

- DIP=**D**istal **I**nter**P**halangeal joint 원위지절간 관절

DJD

- DJD=**D**egenerative **J**oint **D**isease

DKA

- DKA=**D**iabetic **K**eto**A**cidosis 당뇨병성 케톤산증
  - 인슐린의 부족과 길항호르몬(카테콜라민, 코르티솔, 글루카곤, 성장호르몬) 증가
    → 지방조직의 유리지방산 혈중 내로 유리 & 간에서 지방산 산화 증가
    → 케톤체(β-hydroxybutyric acid & acetoacetate) 증가
    → 케톤증과 대사산증 초래

DL

- DL=**D**ys**L**ipidemia 이상지질혈증

DLB

- DLB=Dementia with Lewy Bodies=루이소체 치매=루이체치매
  ~신경세포 내에 비정상적으로 응집된 신경섬유단백질의 축적으로 발생하며 다른 치매와 다른 점은 파킨슨병증상을 동반하는 것

〈루이체치매Dx 기준〉

- 치매가 있으면서 인지기능변동, 반복환시, 파킨슨증 中 2개 이상 증상이 있거나 위의 세 가지 증상 中 1개 있으면서 REM수면장애, 신경이완제감수성, SPECT나 PET에서 기저핵의 낮은 도파민 섭취 中 1개 증상이 있는 경우

DLBL

- DLBL (Diffuse Large B-cell Lymphoma)=DLBCL

DLCO

- DLCO=Diffusing capacity of the Lung for CO 일산화탄소확산능 검사

DLCO/VA

- DLCO/VA=DLCO/Alveolar Volume (폐포용적) 폐용적을 보정한 확산계수
  ~가스가 폐포에서 폐모세혈관으로 얼마나 쉽게 이동하는가 측정하는 지표

dLCx

- dLCx=distal segment of Left Circumflex artery

DLIF

- **DLIF=Direct Lateral Interbody Fusion 직접외측추체간유합술**

DNR

- DNR=Do Not Resuscitate 심폐소생술 거부

DOA

- DOA=**D**eath **O**n **A**rrival 도착시 사망

DOE

- DOE=**D**yspnea **O**n **E**xertion 운동시 호흡곤란

DPN

- DPN=DPNP=**D**iabetic **P**eripheral **N**euro**P**athy 당뇨병성 말초신경병증

DPP-4 inhibitor

- DPP-4 inhibitor=**D**i**P**eptidyl **P**eptidase-**4** inhibitor
  ~inhibit inactivation of GLP-1

DTaP

- DTaP=**D**iphtheria, **T**etanus toxoids, **a**cellular **P**ertussis vaccine

DTR

- DTR=**D**eep **T**endon **R**eflex 심부건 반사

DVT

- DVT=**D**eep **V**ein **T**hrombosis 심부정맥혈전증

DWI

- DWI=**D**iffusion-**W**eighted **I**maging 확산강조영상

Dysthymia

기분부전증

E

ECA

▸ ECA=**E**xternal **C**arotid **A**rtery 외경동맥

ECC

▸ ECC=**E**arly **C**olon **C**ancer 조기대장암

ECMO

▸ ECMO=**E**xtra**C**orporeal **M**embrane **O**xygenation

- 호흡부전이나 순환부전 환자에서 일반적인 치료방법으로 호전이 불가능한 경우, 심폐기능이 회복될 때까지 생명유지를 도와주는 체외순환.

ECOG PSR

▸ ECOG PSR=**E**astern **C**ooperative **O**ncology **G**roup **P**erformance **S**tatus **R**ating

~ECOG의 활동수준 평가 도구

~암 환자에서 일상 생활 능력(ADL)을 체크

EDBC

▸ EDBC=**E**ncourage **D**eep **B**reathing and **C**oughing

EDH

- EDH=**E**pi**D**ural **H**emorrhage 경막외출혈
  - a collection of blood that forms between skull and the dura mater

EDV

- EDV=**E**nd **D**iastole **V**olume

EF

- EF=**E**jection **F**raction 박출계수=좌심실구혈률
  - 심장주기 동안 좌심실에서 빠져나간 혈류의 비율

E/F

- E/F=**E**asy **F**atigue

EGF연고

- EGF연고=**E**pidermal **G**rowth **F**actor연고=재조합인간상피세포성장인자 상처 부위의 재상피화, 육아조직 증식, 혈관 생성 효과

eGFR

- eGFR=**e**stimated **G**lomerular **F**iltration **R**ate

EHL

- EHL=**E**xtensor **H**allucis **L**ongus 긴엄지폄근

EIA

- EIA=**E**xternal **I**liac **A**rtery

EMB

- EMB=**E**tha**MB**tol

EMR

- EMR=gastrointestinal **E**ndoscopic **M**ucosal **R**esection
- EMR=**E**lectronic **M**edical **R**ecord 전자의무기록

ENB

- ENB=**E**pidural **N**erve **B**lock 경막외신경차단술

EOD

- EOD=**E**very **O**ther **D**ay 하루걸러서

EPAP

- EPAP=**E**xpiratory **P**ositive **A**irway **P**ressure

EP-protein EP

- EP-protein EP (**E**lectro**P**horesis) 단백질 영동

ERBD

- ERBD=**Endoscopic Retrograde Biliary Drainage**
  내시경적 역행성 담즙배액술

ERCP

- ERCP (**E**ndoscopic **R**etrograde **C**holangio-**P**ancreatography)

ESBL

- ESBL=**E**xtended-**S**pectrum **B**eta **L**actamases
  광범위 베타-락탐계 항생제 분해효소

ESD

- ESD=**E**ndoscopic **S**ubmucosal **D**issection 내시경 점막하 박리술

ESEM

- ESEM=**E**ndoscopically **S**uspected **E**sophageal **M**etaplasia 내시경적 식도상피화생의증

ESRD

- ESRD=**E**nd-**S**tage **R**enal **D**isease (on HD=Hemodialysis) 말기신질환

ESV

- ESV=**E**nd **S**ystole **V**olume

ESWT

- ESWT=**E**xtracorporeal **S**hock **W**ave **T**herapy 체외 충격파 치료

ET

- ET=**E**cho **T**ime

EUS

- EUS=**E**ndoscopic **U**ltra**S**onography 내시경 초음파

EV

- EV=**E**sophageal **V**arices

E/V

- E/V=**E**le**V**ator

EVAR

- EVAR=**E**ndo**V**ascular **A**neurysm **R**epair 혈관중재대동맥류시술

EVD

- EVD=**E**xternal **V**entricular **D**rain

EVL

- EVL=**E**ndoscopic **V**ariceal **L**igation 내시경적 식도정맥류 결찰술

F

FA

- FA=**F**ractional **A**nisotropy 분할 비등방도(MRI)

FANA

- FANA=**F**luorescent **A**nti**N**uclear **A**ntibody 형광항핵항체

FAS

- FAS=**F**acial **A**nalogue **S**cale 얼굴통증 척도

FAST 법칙-뇌졸중

- FAST 법칙-뇌졸중
  F (**F**ace Dropping): 한쪽 얼굴에 안면 떨림과 마비가 온다.
  A (**A**rm Weakness): 팔다리에, 힘이 없고 감각이 무뎌진다.
  S (**S**peech Difficulty): 말할 때, 발음이 이상하다.
  T (**T**ime to call 119): 증상이 발생하면 바로 119로 전화한다.

FD

- FD=**F**unctional **D**yspepsia 기능성 소화불량

F/D

- F/D=**F**all **D**own

FE

▸ FE=**F**ull-**E**ndoscopic

ex) FE-PLIF=**F**ull **E**ndoscopic **P**osterior **L**umbar **I**nterbody **F**usion (FE-PLIF)

FENa

▸ FENa=**F**ractional **E**xcretion of **Na**

- Prerenal<1%, ATN>1%, Postrenal>4%

FeNO

▸ FeNO=**F**ractional **E**xhaled **N**itric **O**xide 호기산화질소

FEV1

▸ FEV1=**F**orced **E**xpiratory **V**olume in one second 1초 강제 호기량

FEV1/FVC

▸ FEV1/FVC<70% → 폐쇄성 폐질환

FFE

▸ FFE=**F**ast **F**ield **E**cho

FFP

▸ FFP=**F**resh **F**rozen **P**lasma 신선동결혈장

FFR

▸ FFR=**F**ractional **F**low **R**eserve 심근분획혈류 예비력 검사

- 관상동맥 압력차의 비로 심근혈류량 추정 → 관상동맥의 협착정도를 기능적으로 평가

FH

▸ FH=**F**eet-to-**H**ead

FLAIR image

▸ FLAIR image=**FL**uid-**A**ttenuated **I**nversion **R**ecovery sequence

FM

▸ FM=**F**ibro**M**yalgia 섬유근육통

FOV

▸ FOV=**F**ield-**O**f-**V**iew 검사영역의 크기(MRI)

FPRS

▸ FPRS=**F**ace **P**ain **R**ating **S**cale 얼굴통증평가척도

Fr

▸ Fr=**Fr**ench size 1Fr=1/3mm

FRFSE

▸ FRFSE=**F**ast **R**ecovery **F**ast **S**pin **E**cho in MRI

FSE

▸ FSE=**F**ast **S**pin **E**cho in MRI

FTA-ABS

▸ FTA-ABS=**F**luorescent **T**reponemal **A**ntibody **ABS**orption

FTD

▸ FTD=**F**ronto**T**emporal **D**ementia 전두 측두엽 치매

f/u

- f/u=**f**ollow **u**p 추적관찰

FVC

- FVC=**F**orced **V**ital **C**apacity 노력성 폐활량
  ~강제로 내뱉는 숨의 용량

F-V curve

- F-V curve=**F**low-**V**olume **curve** in Spirometry 유량-기량곡선
  ~말초기도 폐쇄의 검출법

G

GABA

- GABA=**γ**-**A**mino**B**utyric **A**cid

GB ADM

- GB ADM=**G**all**B**ladder **AD**eno**M**yomatosis 담낭 선근종증

GD

- GD=**G**a**D**olinium contrast

GDS

- GDS=**G**lobal **D**eterioration **S**cale 전반적 퇴화척도검사

GGO

- GGO=**G**round-**G**lass **O**pacification/Opacity 결절성 간유리 음영

GIP

- GIP=incretin hormone **G**lucose-dependent **I**nsulinotropic **P**oly-peptide

GLP-1

- GLP-1=incretin hormone **G**lucagon **L**ike **P**eptide-**1**

GMI

- GMI=**G**lucose **M**anagement **I**ndicator 혈당관리표시기
  - indicates the average A1C level based on mean glucose.

GNB

- GNB=**G**ram **N**egative **B**acilli

GN-CKD

- GN-CKD=**G**lomerulo**N**ephritis-(cause of) **C**hronic **K**idney **D**isease

GT

- GT=**G**antry **T**ilt
  - refers to angle of CT scanner's gantry

GTC

- GTC=**G**eneralized **T**onic-**C**lonic (Grand mal) seizure

GV

- GV=**G**astric **V**arices

G/W

- G/W=**G**eneral **W**eakness

H

HAP

- HAP=**H**opital **A**cquired **P**neumonia

HBAT

- HBAT=**H**eptavalent **B**otulinum **A**nti**T**oxin

HBV-LC

- HBV-LC=**H**epatitis **B** **V**irus realated **L**iver **C**irrhosis
  HBV에 감염된 간경변

HCC

- HCC=**H**epato**C**ellular **C**arcinoma 간세포암

HD

- HD=**H**emo**D**ialysis

H/F

- H/F=**H**igh **F**low
  ~고압산소치료(Hyperbaric oxygen therapy, HBOT)
  - 2~3 기압에서 100% 산소를 인체에 공급. 혈액과 조직 내에 높은 산소 농도 유지.

HFmrEF

- HFmrEF=**H**eart **F**ailure with **m**ildly **r**educed (mid-range) **E**jection **F**raction

HFpEF

- HFpEF=**H**eart **F**ailure with **p**reserved **E**jection **F**raction

HFrEF

- HFrEF=**H**eart **F**ailure c **r**educed **E**jection **F**raction

HGD

- HGD=**H**igh **G**rade **D**ysplasia (Adenoma) 고도 이형성

HHS

- HHS=**H**yperosmolar **H**yperglycemic **S**tate 고삼투압성 고혈당 상태

HIV

- HIV=**H**uman **I**mmunodeficiency **V**irus 인간면역결핍바이러스

HL

- HL=**H**a**L**operidol
- HL=**H**odgkin **L**ymphoma 호지킨 림프종

HLD

- HLD=**H**erniated **L**umbar **D**isc

h/o

- h/o=**h**istory **o**f

HPD

- HPD=**H**epato **P**ancreatico **D**uodenectomy

HR

- HR=craniotomy c **H**ematoma **R**emove 두개골 개두술 혈종제거술

HRCT

- HRCT=**H**igh-**R**esolution **C**omputed **T**omography
  공간 분해능을 높여 정밀한 영상을 얻는 고해상도 CT-폐촬영에 사용

HREZ

- HREZ=IN**H**+**R**ifampin+**E**thambutol+P**Z**A

H.S.

- H.S.=**H**our of **S**leep

hs Troponin-I

- hs Troponin-I=**h**igh **s**ensitive(고감도) **Troponin-I**
  ~심장근육세포는 actin, myosin, tropomyocin, troponin의 복합체로 구성.
  그 중에서 troponin은 troponin T (TnT), troponin I (TnI), troponin C (TnC)의 세 가지 subunit으로 구성.
  심근경색 등 심장근이 손상되었을 때 심장근 밖으로 유리되어 혈중에서 검출.

HTN

- HTN=**H**yper**T**ensio**N**

I

IA

▸ IA=**I**ntra-**A**rterial (IA) thrombolysis

IA thrombectomy

▸ IA thrombectomy=**I**ntra-**A**rterial **thrombectomy**
뇌동맥혈전제거술
~미세도관과 스텐트를 넣어 혈관을 막고 있는 혈전 제거, 중대뇌동맥 및 내경동맥 등 전순환계 혈관이 막힌 급성 뇌경색에서 시행.

I/B

▸ I/B=**I**ce **B**ag

IBP

▸ IBP=**I**nvasive **B**lood **P**ressure

IBS

▸ IBS=**I**rritable **B**owel **S**yndrome 과민성 (대)장증후군

IBS-SSS

▸ IBS-SSS=**IBS** **S**ymptom **S**everity **S**core

IC

- IC=upper **I**n**C**isor (teeth)=IT=Incisor Teeth
  - 식도암 수술 후 위의 위치를 표시하는 것은 어려워 upper incisor teeth로부터의 거리를 중요시.

ICA

- ICA=**I**nternal **C**arotid **A**rtery 내경동맥

ICD

- ICD=**I**mplantable **C**ardioverter-**D**efibrillator 삽입형 제세동기

ICH

- ICH=**I**ntra**C**erebral **H**emorrhage 뇌(내)출혈
  ~most commonly caused by hypertension, arteriovenous malformations, or head trauma (t-ICH).

ICM

- ICM=**I**schemic **C**ardio**M**yopathy 허혈성 심근병증

ICS

- ICS=**I**nhaled **C**ortico**S**teroids 흡입스테로이드

ICT

- ICT=**I**nterferential **C**urrent **T**herapy 간섭전류치료

IDA

- IDA=**I**ron **D**eficiency **A**nemia

ID gait

- ID gait=**I**n**D**ependent **gait**

IgG4-RD

- IgG4-RD=**I**mmuno**g**lobulin **G4**-**R**elated **D**isease
  면역글로불린 G4 관련 질환

IGRA

- IGRA=**Interferon-γ release assays** (IGRA) are medical tests used in the diagnosis of some infectious diseases, especially tuberculosis

IHD

- IHD=**I**schemic **H**eart **D**isease

IHD stone

- IHD stone=**I**ntra**H**epatic bile **D**uct **stone** 간내담석

IIA

- IIA=**I**nternal **I**liac **A**rtery 속엉덩동맥=내장골동맥

IJV

- IJV=**I**nternal **J**ugular **V**ein 속목정맥, 내경정맥

ILA

- ILA=**I**nterstitial **L**ung **A**bnormalities 간질성폐이상
  - 우연히 발견된 영상의학적 이상 소견

ILD

- ILD=**I**nterstitial **L**ung **D**isease 간질성폐질환
  ~폐 간질부(interstitial compartment)의 증식과 함께 염증세포들의 침윤 및 섬유화(fibrosis)가 동반되어 비정상적인 콜라겐 침착되는 질환들 총칭.
  - 특발성폐섬유증(IPF), 특발성비특이간질성폐렴, 호흡세기관지염-간질성폐질환, 박리간질성폐렴, 급성간질성폐렴

IM

- IM
  AIM=Allergy 알레르기내과
  CIM=CV=CardioVascular IM 순환기내과
  EM=Endocrinolgy Medicine=ME=Medical Endocrinolgy 내분비내과
  IIM/IF=Infectious Disease Medicine 감염내과
  NIM=Nephrology Medicine 신장내과
  OIM=Oncology Medicine 종양내과
  PM=Pulmonology=PIM=CM=Chest Medicine 호흡기내과

IM

- IM=**I**nversion recovery **M**agnitude (MRI)

IMD

- IMD=**I**nflammatory **M**uscle **D**iseases 염증성 근육병증

IM nail

- IM nail=**I**ntra**M**edullary **nail**
  - Centromedullary, Cephalomedullary, Condylocephalic nail

Inferior pubic ramus Fx

골반 하치골지 골절

INH

- INH=Isoniazid=**I**sonicoti**N**yl**H**ydrazine

vent INOP

- vent INOP=**vent INOP**eration=ventilator alarm 시 표시

INR

- INR=**I**nternational **N**ormalized **R**atio 국제 표준화 비율
  - PT의 수치를 시약의 종류에 관계없이 표준화한 것

IPAP

- IPAP=**I**nitial Inspiratory **P**ositive **A**irway **P**ressure, settings in noninvasive ventilation (NIV)

IPD

- IPD=**I**diopathic **P**arkinson's **D**isease

IPF

- IPF=**I**diopathic **P**ulmonary **F**ibrosis 특발성 폐섬유증

IPMN

- IPMN=**I**ntraductal **P**apillary **M**ucinous **N**eoplasm 췌관내 유두상점액종양

ISMN

- ISMN=**I**so**S**orbide **M**ono**N**itrate

ISR

- ISR=**I**ntracoronary **S**tent **R**estenosis 관상동맥스텐트 재협착

ITC fracture

- ITC fracture=**I**nter**T**ro**C**hanteric **fracture** of femur

IVC filtering

- IVC filtering
  - implant into the inferior vena cava to presumably prevent life-threatening pulmonary emboli.

IVC plethora

- IVC plethora 하대정맥다혈색(증)
  ~흡기 시에도 IVC의 크기가 50% 이상 줄어들지 않는 경우

IVH

- IVH=**I**ntra**V**entricular **H**emorrhage 뇌실내출혈

IVSd

- IVSd=**I**nter**V**entricular **S**eptal thickness at end-**d**iastole

IVSs

- IVSs=**I**nter**V**entricular **S**eptal thickness at end-**s**ystole

J

JP drain

- JP drain=**J**ackson-**P**ratt **drain**

K

KDIGO

▸ KDIGO=**K**idney **D**isease **I**mproving **G**lobal **O**utcomes 국제신장학회

K-MMSE

▸ K-MMSE=**K**orea **M**ini-**M**ental **S**tate **E**xamination

K/P

▸ K/P=**K**y**P**hoplasty 경피적척추후굴풍선복원술

KPN

▸ KPN=**K**lebsiella **P**neumo**N**iae

KVO

▸ KVO=**K**eep **V**ein **O**pen 정맥로확보

L

LABA

- LABA=**L**ong **A**cting **B**2 **A**gonist

LAD

- LAD=**L**eft **A**nterior **D**escending Artery 좌전하행 관상동맥

LAHB

- LAHB=**L**eft **A**nterior **H**emi**B**lock=LAFB (Left Anterior Fascicular Block)
  =left bundle의 ant.branch 전도장애

LAMA

- LAMA=**L**ong **A**cting **M**uscarinic **A**ntagonist

LAP

- LAP=**LAP**arotomy
- LAP=**L**eukocyte **A**lkaline **P**hosphatase

LAVI

- LAVI=**L**eft **A**trial **V**olume **I**ndex 좌심방 용적 지수

LBP

- LBP=**L**ow **B**ack **P**ain 요통

LC(간경변)A(알콜성), LC B(B형간염)

- LC(간경변)A(알콜성), LC B(B형간염)

LCL

- LCL=**L**ateral **C**ollateral **L**igament, knee 외측측부인대

LD flap

- LD flap=**L**atissimus **D**orsi **flap**

LDH

- LDH=**L**actate **De**Hydrogenase 젖산탈수소효소

LGD

- LGD=**L**ow **G**rade **D**ysplasia (Adenoma) 저도 이형성

L-HPD

- L-HPD=**L**aparoscopic **H**epato **P**ancreatico **D**uodenectomy

LLS

- LLS=**L**ong **L**eg **S**plint 장하지부목

LQTS

- LQTS=**L**ong **QT** **S**yndrome
  ~심장의 매박동 후 다음박동을 준비하기 위한 재분극(재충전) 기간이 길어지는 현상.
  증상: 실신, 발작, 급사

L/S colpopexy

- L/S colpopexy=LaparoScopic 질탈교정술-골반장기탈출증 교정

LST

- LST=Lateral Spreading Tumors 대장 측방발육형 종양

LT

- LT=Liver Transplantation

L-tube

- L-tube=Levin **tube** 비위관

LVEDD

- LVEDD=Left Ventricular End-Diastolic Diameter

LVEF

- LVEF=Left Ventricular Ejection Fraction

  LVEF(%)=(EDV-ESV)/EDV=정상치 55~78%, 40% 미만-심부전

  EDV=End Diastole Volume ESV=End Systole Volume

M

M1~M4 segments of the MCA (Middle Cerebral Artery)

- M1 segment=sphenoidal
- M2 segment=insular
- M3 segment=opercular
- M4 segment=cortical

MAC Lung Disease

▸ MAC Lung Disease
=**M**ycobacterium **A**vium **C**omplex **Lung Disease**

MAP

▸ MAP=**M**ean **A**rterial **P**ressure=(수축기압+2×이완기압)/3

MART

▸ MART=**MA**intenance and **R**eliever **T**herapy

- low dose ICS-formoterol maintenance and reliever therapy
  ICS-LABA의 유지 및 완화요법-천식3단계치료
  ~3단계 선호치료는 저용량 ICS-formoterol을 유지치료 및 완화제로 모두 사용.
- budesonide-formoterol or beclomethasone-formoterol

MAST

▸ MAST=**M**ultiple **A**llergen **S**imultaneous **T**est
=**M**ultiple **A**llergo**S**orbent **T**est
다중 알레르기항원 검사법

MBI

▸ MBI=**M**odified **B**arthel **I**ndex 일상생활동작검사

MC

▸ MC=**C**ardiology **M**edicine 순환기내과

MCA

▸ MCA=**M**iddle **C**erebral **A**rtery 중간대뇌동맥

MCAB

▸ MCAB=**M**iddle **C**erebral **A**rtery **B**ifurcation

MCL

▸ MCL=**M**edial **C**ollateral **L**igament, knee 내측측부인대

MCN

▸ MCN=pancreatic **M**ucinous **C**ystic **N**eoplasms 췌장의 점액성낭종

MCP

▸ MCP=**M**eta**C**ar**P**ophalangeal joint 중수지 관절

MDCT

▸ MDCT=**M**ulti **D**etector **C**omputed **T**omography

MDD

▸ MDD=**M**ajor **D**epressive **D**isorder 주요우울장애

MDI

- MDI=**M**ultiple **D**aily (Dose) **I**nsulin Injection therapy
  =MSII=Multiple Subcutaneous Insulin Injection

MDR

- MDR=**M**ulti-**D**rug **R**esistance 다약제 내성

MDRD formula

- MDRD formula=**M**odification of **D**iet in **R**enal **D**isease 공식

MDRD-GFR

- MDRD-GFR=**M**odification of **D**iet in **R**enal **D**isease-**GFR**

ME

- ME=**E**ndocrinology internal **M**edicine 내분비내과

MFT

- MFT=**M**anual **F**unction **T**est 뇌졸중 상지기능 검사

MI

- MI=**I**nfectious disease **M**edicine 감염내과

MIP

- MIP=**M**aximum **I**ntensity **P**rojection 최대강도투사

mLCx

- mLCx=**m**iddle segment of **L**eft **C**ircumfle**x** artery

MM

- MM=**M**etabolism **M**edicine=ME=ED=Endocrinology 내분비내과

MM layer

- MM layer=**M**uscularis **M**ucosal **layer**

mMRC

- mMRC=**m**odified **M**edical **R**esearch **C**ouncil Dyspnea Scale
  호흡곤란중증도 평가
  Grade 0: 극심한 운동 후 숨차다.
  Grade 1: 급하게 움직이거나 얕은 언덕을 걸어 올라갈 때 숨차다.
  Grade 2: 동 연령대의 사람들과 함께 걸을 때 숨이 차서 빨리 걸을 수 없다.
  Grade 3: 100m를 걷거나 언덕을 몇 분 올라갈 때 쉬어야 한다.
  Grade 4: 집을 나오거나 옷을 갈아입을 때 숨이 차다.

MMSE

- MMSE=**M**ini-**M**ental **S**tate **E**xamination 간이정신상태검사

MMSE-K

- MMSE-K=**K**orean version of the **M**ini-**M**ental **S**tate **E**xamination
  단축형정신상태검사

MMT

- MMT=**M**anual **M**uscle **T**esting 도수근력검사
  - 5점(N=**N**ormal): 중력과 강한저항에 완전한 ROM
    4점(G=**G**ood): 중력과 중등도 저항에 완전한 ROM
    3점(F=**F**air): 중력에 대해 50%내외 ROM
    2점(P=**P**oor): 중력없을 때 ROM
    1점(T=**T**race): 약간 근수축 있으나 ROM 불가능
    0점(Z=**Z**ero): 근수축 없는 상태

MN

- MN=**N**ephrology **M**edicine=NH=NPH 신장내과

MO

- MO=**O**ncology **M**edicine=HO=Hemato-oncology Medicine =HMO 혈액종양내과

MPOX

- MPOX=**M**onkey**POX** 원숭이두창 바이러스

MPS

- MPS=**M**yofascial **P**ain **S**yndrome 근막 동통 증후군

MPV

- MPV=**M**ean **P**latelet **V**olume 평균혈소판용적

MR

- MR=**R**heumatology **M**edicine 류마티스내과

MRAB

- MRAB=**M**ultidrug-**R**esistant **A**cinetobacter **B**aumannii

MRI

- MRI=**M**agnetic **R**esonance **I**maging 자기공명영상
  - 강한 자기장을 가진 기계에서 라디오고주파(Radiofrequency)를 인체에 보내면 인체성분의 다수를 이루고 있는 수소원자핵의 반응으로 발생되는 신호를 컴퓨터로 재구성

MRM

- MRM=**M**odified **R**adical **M**astectomy 변형근치유방절제술

MRND

▸ MRND=**M**odified **R**adical **N**eck **D**issection

MRPA

▸ MRPA=**M**ultidrug **R**esistant **P**seudomonas **A**eruginosa
=carbapenem, aminoglicoside, fluoroquinolone
3계열약제에 모두 내성인 균

MRSA

▸ MRSA=**M**eticilline **R**esistant **S**taphllococcus **A**ureus
메티실린내성 포도상구균

MSA

▸ MSA=**M**ultiple **S**ystem **A**trophy 다계통 위축

- 원발성 파킨슨 증상, 자율신경계 장애, 소뇌기능 장애, 추체로 징후의 조합으로 발현되는 중추신경계의 퇴행성 질환

MSII

▸ MSII=**M**ultiple **S**ubcutaneous **I**nsulin **I**njection
=MDI=Multiple Daily (Dose) Insulin Injection therapy
인슐린다회주사요법

MSSA

▸ MSSA=**M**eticilline **S**ensitive **S**taphyllococcus **A**ureus

MTL

▸ MTL=**M**enisco**T**ibial **L**igament=Coronary ligament

MTS

- MTS=**M**ay-**T**hurner **S**yndrome
  - artery compresses vein in pelvis
    → develop iliofemoral deep venous thrombosis (DVT)

MUO

- MUO=**M**etastatic cancer of **U**nknown **O**rigin

MV

- MV=**M**echanical **V**entilation 기계환기

N

NC

- NC=**N**o **C**hange

NCIP

- NCIP=**N**on **C**lassifiable **I**nterstitial **P**neumonia=NSIP
  특발성 간질성 폐렴

NCS

- NCS=**N**erve **C**onduction **S**tudy

NEX

- NEX=**N**umber of **EX**citation (MRI)

NF

- NF=**N**on**F**ermentative

NG

- NG=**N**o **G**rowth

NHL

- NHL=**N**on-**H**odgkin **L**ymphoma 비호지킨 림프종

NIBP

- NIBP=**N**on-**I**nvasive **B**lood **P**ressure

NMDA

- NMDA=**N**-**M**ethyl-**D**-**A**spartate (NMDA) receptors,
  - a family of L-glutamate receptors, play important role in learning and memory, especially spatial memory.

NOAC

- NOAC=**N**on-vitamin K antagonist **O**ral **A**nti**C**oagulant
  - Dabigatran-direct thrombin inhibitor
  - Apixaban, Rivaroxaban, Edoxaban-factor Xa inhibitor

NPDR

- NPDR=**N**on **P**roliferative **D**iabetic **R**etinopathy
  비증식성 당뇨망막병증

NPH

- NPH=**N**ormal **P**ressure **H**ydrocephalus 정상 뇌압 수두증(물뇌증)

NPO

- NPO=**N**othing **P**er **O**ral 금식

NRD

- NRD=**N**ormal **R**egular **D**iet

NRS

- NRS=**N**umeric **R**ating **S**cale(숫자평가척도)
  환자가 자신의 통증 정도에 해당하는 숫자를 주어진 숫자 중에 선택하는 방법

NSCLC

- NSCLC=**N**on-**S**mall **C**ell **L**ung **C**ancer 비소세포폐암(세포크기가 작지않음)=80~85%
  ~비소세포폐암은 편평세포암(扁平細胞癌, squamous cell carcinoma), 선암(腺癌, adenocarcinoma), 대세포암(大細胞癌, large cell carcinoma)으로 구분
  ~SCLC=세포 크기가 작은 소세포폐암(小細胞肺癌, small cell lung cancer, SCLC)=10~20%

NSIP

- NSIP=**N**on **S**pecific **I**nterstitial **P**neumonia=NCIP
  특발성 간질성 폐렴

NSTE-ACS

- NSTE-ACS=**N**on **ST**-**E**levation **A**cute **C**oronary **S**yndrome
  비ST분절상승 급성 관동맥 증후군

NSTEMI

- NSTEMI=**N**on-**ST** segment **E**levation **MI**

NSVT

- NSVT=**N**on-**S**ustained **V**entricular **T**achcardia
  is an episode of ventricular tachycardia that lasts for less than 30 seconds.

NTG

- NTG=**N**i**T**ro**G**lycerin sublingual tab 0.6 mg

NTM

- NTM=**N**on**T**uberculous **M**ycobateria 비결핵성 항산균
  - 사람간 전염성 없고 격리 필요 없음

NT-proBNP

- NT-proBNP=**N**-**T**erminal **pro** **B**-type **N**atriuretic **P**eptide

NWB

- NWB=**N**on **W**eight **B**earing

NYHA

- NYHA=**N**ew **Y**ork **H**eart **A**ssociation

O

obtundation

▸ obtundation=obtundate한 상태

A dulled or reduced level of alertness.

OD

▸ OD=**O**culus **D**exter (rt) OS=Oculus Sinister (lt) OU =Oculus uterque (both)

od

▸ od=o.d=OD=**o**nce a **d**ay=**o**mne in **d**ie

OG ds

▸ OG ds=**O**B**G**Y **dis**ease

OLIF

▸ OLIF=**O**blique **L**ateral **I**nterbody **F**usion 사측방 경유 요추체유합술

- 측면 최소절개로 복부근육 젖히고 접근, 신경, 근육 손상되지 않아 회복 빠름

OM

▸ OM=**O**steo**M**yelitis

ONFH

- ONFH=**O**steo**N**ecrosis of **F**emoral **H**ead 대퇴골 골괴사증

OOB

- OOB=oob=**O**ut **O**f **B**ed

OPD

- OPD=**O**ut**P**atient **D**epartment

ORIF

- ORIF=**O**pen **R**eduction **I**nternal **F**ixation
  관혈적 정복술 및 금속내고정술
  골수강내 금속고정술=fixed c intramedullary nail
  금속강선 보강술=wire fixation

ORIF c PFNa

- ORIF c PFNa (**P**roximal **F**emoral **N**ail, **a**sian type 근위대퇴골수강내정)
  =근위대퇴 골수강내 금속정 고정술

ORSA

- ORSA=**O**xacillin-**R**esistant **S**taphylococcus **A**ureus

OSA

- OSA=**O**bstructive **S**leep **A**pnea 폐쇄성 수면무호흡

OTC

- OTC=**O**ver **T**he **C**ounter

OU

- OU=**O**culus **U**terque(both) both eyes

P

PACS

▸ PACS=**P**icture **A**rchiving and **C**ommunication **S**ystem
의료영상저장전송시스템

- 디지털 의료영상이미지를 DICOM (Digital Imaging and Communications in Medicine)이라는 국제표준규약에 맞게 저장, 전송하는 시스템

PAOD

▸ PAOD=**P**eripheral **A**rterial **O**cclussive **D**isease 말초동맥폐쇄증

Passive S/T

▸ Passive S/T=**S**pontaneous/**T**imed mode

PAU

▸ PAU=**P**enetrating **A**therosclerotic **U**lcer

- an atherosclerotic lesion that ulcerates, leading to a hematoma forming within the walls of the aorta
=an ulcer-like disruption of the intima maturing within the aortic lumen.

Paw

▸ Paw=MAP=**M**ean **A**irway **P**ressure

PB

- PB=**P**eripheral **B**lood

P-bar walking

- P-bar walking=**P**arallel **bar walking**

PCA

- PCA=**P**osterior **C**erebral **A**rtery 뒤대뇌동맥

PCAB

- PCAB=**P**otassium **C**ompetitive **A**cid **B**locker
  칼륨 경쟁적 위산분비억제제
  - prazan 성분

PCD

- PCD=**P**ercutaneous **C**atheter **D**rainage/**P**igtail **C**atheter **D**rainage

PCI

- PCI=**P**ercutaneous **C**oronary **I**ntervention
  =PTCA (Percutaneous Transluminal Coronary Angioplasty)
  =Angioplasty or Stenting 경피적 관상동맥 중재술

PCL

- PCL=**P**osterior **C**ruciate **L**igament 후방십자인대=뒤십자인대

PCLR

- PCLR=**P**osterior **C**ruciate **L**igament **R**econsturciton
  후방십자인대파열

PCM catheter

- PCM catheter=**P**ain **C**ontrol **M**anipulator 카테타
  ~다른 카테터에 비해 파워풀하기 때문에 신경 유착박리 및 성형술에 효과를 발휘하며 쉽고 빠른 약물주입이 용이. 경막외강의 유착 심한 경우 도움.
  PCM Indication-척추 수술 후 통증 증후군, 요추부 척추관 협착증, 전이성 암에 의한 신경근자극 증상, 염증에 의한 경막외 유착

PCN

- PCN=**Per**cutaneous **N**ephrostomy

PCNSL

- PCNSL=**P**rimary **C**entral **N**ervous **S**ystem **L**ymphoma
  원발성 중추신경계 임파종
  ~extranodal non-Hodgkin lymphoma

P com A

- P com A=**P**osterior **com**municating **A**rtery 뒤교통동맥

PCR검사

- PCR검사=**P**olymerase **C**hain **R**eaction 중합효소연쇄반응 검사
  - 아주 적은 양의 DNA를 단시간 내에 수천 배로 증폭

PCT

- PCT=**P**ro**C**alci**T**onin
  - produced in response to bacterial infection

PCV

- PCV=**P**ressure **C**ontrol **V**entilation

PD

- PD=**P**arkinson's **D**isease
- PD=**P**eritoneal **D**ialysis 복막투석
- PD=**P**re**D**nisolone

PDAC

- PDAC=**P**ancreatic **D**uctal **A**deno**C**arcinoma 췌장 도관 선암종

PDE4 inhibitor

- PDE4 inhibitor=**P**hospho**D**i**E**sterase-**4 inhibitor**
  - PDE4 hydrolyzes cAMP to inactive AMP

PDR

- PDR=**P**roliferative **D**iabetic **R**etinopathy 증식당뇨망막병증

PDW

- PDW=**P**latelet volume **D**istribution **W**idth 혈소판 분포폭

PDW-sysmex

- PDW-sysmex=일본제 자동혈구분석기 Sysmex XN series로 검사

PE

- PE=**P**ulmonary **E**mbolism 폐색전증

PE change

- PE change=**P**oly **E**thylene **change** in articulating components of the implant

PED

- PED=**P**osterolateral **E**ndoscopic **D**iscectomy
  후측방 내시경 추간판 절제술

PEEP

- PEEP=**Positive End-Expiratory Pressure 호기말양압**

PEG

- **PEG**=**P**ercutaneous **E**ndoscopic **G**astrostomy 경피적 내시경위루술
  PEG tube=경피적 내시경위루

Pelvic ring

- Pelvic ring 골반륜=골반환
  - is made of the sacrum, ilium, ischium, and pubis.

PEN

- PEN=**P**ecutaneous **E**pidural **N**europlasty
  경피적 신경성형술=경막 외 신경성형술
  =RACZ라츠(Dr.Racz가 고안하여 라츠라고함)
  ~PNP=Percutaneous NucleoPlasty 고주파 수핵성형술

Permcath

- **Permcath=Permananat catheter-subclavian v.삽입 SVC지나 rt atrium에 위치**

PET

- **PET=Positron Emission Tomography 양전자방출단층촬영**

PF

- **PF**=**P**almar **F**lexion 손바닥굽힘

PF

▸ **PF=Posterior Fusion=PSF=Posterior Spinal Fusion =Posterior Lumbar Interbody Fusion (PLIF) 후방추체간유합술**

- **오래전부터 시행된 수술-뼈, 인대완전제거, 척추중앙 posterior tension band제거해 허리앞으로 숙일 때 잡아주는 게 없어 불안, 재수술가능성이 높음. 인조디스크 넣기 위해 과도하게 신경 당기면 수술 후 합병증 가능성, 근육 많이 당기면서 수술, 수술 후 척추 주변 근육 위축 가능성.**

→ 최소침습척추유합술(mini PLIF) 하기도 함-척추뼈와 근육을 최대한 보존

- DLIF=Direct Lateral Interbody Fusion 직접외측추체간유합술

PFNA

▸ **PFNA**=**P**roximal **F**emoral **N**ail **A**ntirotation 항회전 근위대퇴골수정

PGB

▸ PGB=**P**re**G**a**B**alin

PICC

▸ PICC=PIC=**P**eripherally **I**nserted **C**entral **C**atheter =**P**ercutaneous **I**ndwelling **C**entral **C**atheter

PINSP

▸ PINSP=**INSP**iration **P**ressure 흡기압

PIP

▸ PIP=**P**eak **I**nspiratory **P**ressure 기도 내 최고흡기압

PIP joint

▸ PIP joint=PIJ=**P**roximal **I**nter**P**halangeal **joint**s 근위지절 간 관절

PJI

- PJI=**P**eriprosthetic **J**oint **I**nfection 치환물 주변 관절 감염

PJP

- PJP=**P**neumocystis **J**iroveci (yeast-like fungus) **P**neumonia 주폐포자충 폐렴

PKA

- PKA=**P**artial **K**nee **A**rthroplasty 슬관절 인공관절 부분치환술

PL

- PL=**P**arietal **L**obe 두정엽

PLETH

- PLETH=PLETHysmography
  - measures changes in volume in different areas of body
  - plethysmograph (machine)

PLF

- PLF=**P**ostero**L**ateral **F**usion 후외측유합

PLIF

- PLIF=**P**osterior **L**umbar **I**nterbody **F**usion **후방추체간유합술**

PLL

- PLL=**P**osterior **L**ongitudinal **L**igament 후종인대

PLS AFO

- **PLS AFO=PLSO=Posterior Leaf Spring Ankle Foot Orthosis**

PMC

- PMC=PseudoMembranous Colitis 위막성 대장염

PM layer

- **PM layer=Muscularis Proper layer**

pmLAD

- **pmLAD=proximal Left Anterior Descending Artery**

PMR

- **PMR=PolyMyalgia Rheumatica 류마티스 다발근통**

pNET

- **pNET=pancreatic NeuroEndocrine Tumors 췌장 신경내분비 종양**

PNP

- PNP=Percutaneous NucleoPlasty 고주파 수핵성형술

POCT

- POCT=Point-Of-Care Test 현장검사

POLST

- POLST=Physician Orders for Life-Sustaining Treatment
  연명의료계획서
  =생명유지치료를 위한 의사의 지시

POPV

- POPV=POPliteal Vein 오금정맥

post-AKI

- post-AKI=Acute Kidney Injury

PP

- PP (infusion bag)=**P**oly **P**ropylene

PPH

- PPH=**P**rocedure for **P**rolapse and **H**emorrhoids
  =Stapled Hemorrhoidectomy
  =원형 자동봉합기를 이용한 치핵수술(자동봉합 치핵고정술)

PPI

- PPI=**P**roton **P**ump **I**nhibitor

PPM

- PPM=**P**ermanent **P**ace**M**aker 영구적 인공 심박동기

PPN

- PPN=**P**eripheral **P**arenteral **N**utrition 말초정맥영양

PPPD

- PPPD=**P**ylorus **P**reserving **P**ancreatico**D**uodenectomy
  유문부보존 췌두부십이지장절제술
  - 위문부를 보존하여 위의 자연배출기능을 남겨둠
  - 기존 Whipple procedure (Pancreaticoduodenectomy)

PRC

- PRC=**P**acked **R**ed Blood **C**ell 농축적혈구

PRG

- PRG=**P**ercutaneous **R**adiologic **G**astronomy
  영상유도 경피적 위루술-내시경삽입 어려울때

PRN

- PRN=prn=p.r.n.=**P**ro **R**e **N**ata=As needed 필요에 따라

Probe off

- situation where a pulse oximeter probe is disconnected in patient monitoring

PRP

- PRP=**P**an-**R**etinal **P**hotocoagulation 범망막광응고술

- PRP=**P**latelet **R**ich **P**lasma 혈소판 풍부 혈장

PRSP

- PRSP=**P**enicillin **R**esistant **S**treptococcus **P**neumoniae

PS

- PS=**P**ressure **S**upport 자발 호흡 중 보조할 압력값
  - used on spontaneously breathing

  =PSV mode (Pressure Support Ventilation)
  - CPAP (Continuous Positive Airway Pressure: 지속적 기도 양압) 에사용

PSF

- PSF=**P**osterior **S**pinal **F**usion **후방추체간유합술**

  =Posterior Lumbar Fusion
  - adds bone graft at the back of your spine during surgery to fuse two or more vertebrae together.

PSP

- PSP=**P**rogressive **S**upranuclear **P**alsy 진행성핵상마비

PSV mode

- PSV mode (**P**ressure **S**upport **V**entilation)=PS
  - Spontaneous Mode (PSV, CPAP)
  - 자발호흡 100%로 이루어지며 자발호흡에 맞춰 setting 된 흡기압까지만(Pressure Support) 환기 보조

PTA

- PTA=**P**ercutaneous **T**ransluminal **A**ngioplasty

PTAV

- PTAV=**P**ercutaneous **T**ransluminal **A**ortic **V**alvuloplasty
  - palliative therapy

PTB

- PTB=**P**ulmonary **Tub**erculosis

PTBD

- PTBD=**P**ercutaneous **T**ranshepatic **B**iliary **D**rainage
  경피적간담도배액술

PTCA

- PTCA=**P**ercutaneous **T**ransluminal **C**oronary **A**ngioplasty=PCI

PTCL

- PTCL=**P**eripheral **T**-**C**ell **L**ymphoma 말초T세포림프종

PTGBD

- PTGBD=**P**ercutaneous **T**ranshepatic **G**all**B**ladder **D**rainage
  경피적간담낭배액술

PTSD

▸ PTSD=**P**ost**T**raumatic **S**tress **D**isorder 외상후 스트레스 장애

PVC

▸ PVC=**P**remature **V**entricular **C**ontraction

PVO

▸ PVO=**P**yogenic **V**ertebral **O**steomyelitis

PVP

▸ PVP=**P**ercutaneous **V**ertebro**P**lasty 경피적척추성형술

PVWM

▸ PVWM=**P**eri**V**entricular **W**hite **M**atter 뇌실주변의 백질

PW

▸ PW=**P**osterior **W**all of stomach

PWB

▸ PWB=**P**artial **W**eight **B**earing

PWd

▸ PWd=**P**osterior **W**all thickness during **d**iastole

PWs

▸ PWs=**P**osterior **W**all thickness during **s**ystole

Q

QD

- QD=**Q**uaque **D**ie=once a day

QRSD

- QRSD=**QRS D**uration

QSE

- QSE=**Q**uardriceps **S**etting **E**xercise 대퇴사 두근 등척성 운동

QTc

- QTc=**c**orrected **QT** Interval

R

RAAS

- RAAS=**R**enin-**A**ngiotensin-**A**ldosterone **S**ystem

RASi

- RASi=**R**enin-**A**ngiotensin **S**ystem **i**nhibitors
  =Renin-angiotensin-aldosterone system (RAAS) inhibitors
  - ACEi, ARB

RCC

- RCC=**R**enal **C**ell **C**arcinoma

R-CHOP

- R-CHOP [**R**ituximab/**C**yclophosphamide/doxorubicin (**H**ydroxy-daunomycin)/vincristine (**O**ncovin)/**P**rednisone]-비호지킨림프종 chemotherapy

RDW

- RDW=**R**ed cell **D**istribution **W**idth 적혈구크기분포폭

RET-He

- RET-He=**RET**iculocyte **He**moglobin equivalent
  ~hemoglobin content of reticulocytes

RI

- RI=**R**egular **I**nsulin 속효성 인슐린
  - 혈당 강하 효과 주사후 15분내, 2~3시간에 정점, 4~6시간 지속

RICE

- RICE=**R**est, **I**ce, **C**ompression, **E**levation

RIF

- RIF=**RIF**ampicin

RIJV

- RIJV=**R**ight **I**nternal **J**ugular **V**ein 오른속목정맥, 내경정맥

RL

- RL=**R**ight-to-**L**eft

RLS

- RLS=**R**estless **L**egs **S**yndrome 하지불안증후군

RM

- RM=**R**adical **M**astectomy 근치유방절제술

ROS

- ROS=**R**eview **O**f **S**ystem 계통조사

ROSC

- ROSC=**R**eturn **O**f **S**pontaneous **C**irculation 자발순환회복

RPR

- RPR=**R**apid **P**lasma **R**eagin

RS

- RS=**R**ecto**S**igmoid junction

RU

- RU=**R**esidual **U**rine 잔뇨

RVR

- RVR=**R**apid **V**entricular **R**ate

RVSP

- RVSP=**R**ight **V**entricular **S**ystolic **P**ressure 우심실 수축기압

RWMA

- RWMA=**R**egional **W**all **M**otion **A**bnormality 국소벽운동이상

RWT

- RWT=**R**elative **W**all **T**hickness 좌심실 벽의 상대적 두께

RZV

- RZV=**R**ecombinant **Z**oster **V**accine (Shingrix®)

S

SA

- SA=**S**plenic **A**rtery

SABA

- SABA=**S**hort-**A**cting **B**eta-**A**gonists

SAH

- SAH=**S**ub**A**rachnoid **H**emorrhage 지주막하출혈, 거미막밑출혈(혈관이 거미줄처럼 얽혀있어서 거미막 또는 지주막)
  - bleeding into the subarachnoid space (the area between the arachnoid membrane and the pia mater)
  - cause-외상, 뇌동맥류(intracranial aneurysm)의 파열

SARS-CoV-2

- SARS-CoV-2=**S**evere **A**cute **R**espiratory **S**yndrome **Co**rona**V**irus-**2**
  - Infection with SARS-CoV-2 → severe respiratory illness, COVID-19

SASD bursa

- SASD bursa=**S**ub**A**cromial-**S**ub**D**eltoid **bursa** 견봉하 삼각근하 점액낭

SCI

- SCI=**S**pinal **C**ord **I**njury

SCIM

- SCIM=The **S**pinal **C**ord **I**ndependence **M**easure 척수독립성지수

SCM

- SCM=**S**eptic **C**ardio**M**yopathy 패혈증유발 심근병증

SCM muscle

- SCM muscle=**S**terno**C**leido**M**astoid muscle 경추전방고정술

SCN

- SCN=**S**erous **C**ystic **N**eoplasm in pacreas 췌장의 장액성 낭성 종양

SCx

- SCx=**S**putum **C**ulture

S/D

- S/D=**S**lip **D**own

S/D

- S/D=**S**tatic/**D**ynamic in sitting & standing balance (Rehabilitation Medicine)

SDH

- SDH=**S**ub**D**ural **H**emorrhage 경막하출혈

  tSDH=Traumatic Subdural Hemorrhage 외상성 경막하출혈

  - blood vessels burst between the brain and the dura mater.

SE

- SE=**S**pin **E**cho 방식(MRI)

  - the most basic pulse sequence and used method to obtain MR images

SFD

- SFD=**S**oft **F**luid **D**iet 일반미음

SFV

- SFV=**S**uperficial **F**emoral **V**ein

SGLT-2 inhibitor

- SGLT-2 inhibitor=**S**odium-**GL**ucose co**T**ransporter-**2 inhibitor**s
  신장 근위세뇨관의 앞쪽에 분포, 여과된 포도당의 90% 재흡수하는 SGLT-2를 억제

Shinbone

- Shinbone=Tibia

SIBO

- SIBO=**S**mall **I**ntestinal **B**acterial **O**vergrowth 소장세균과증식
  - 대장 및 원위부 소장의 상재균이 근위부 소장으로 확장 서식
    → 소장 내 세균에 의한 가스가 발생 IBS 증세 유발

SIG

- SIG=**SIG**moid colon

SIHD

- SIHD=**S**table **I**schemic **H**eart **D**isease=CCS

SI joint

- SI joint=**S**acro**I**liac **joint** 천장관절

SIMV

- SIMV (**S**ynchronized **I**ntermittent **M**andatory **V**entilation
  동시성 간헐적 강제 환기)
  =자발호흡허용=기계호흡+자가호흡
  - 환자의 trigger(환자가 숨 쉬는 것)가 감지되는 경우, 기계는 이에 맞추어 환기를 시도함.
    그렇지 않은 경우에는 setting된 값으로 기계호흡을 전달함.
    장점: 환자와 기계의 fighting위험성을 보완할 수 있는 mode이며 평균기도내압을 낮추고 호흡근육훈련이 가능하며 호흡 횟수를 줄여가며 환자의 호흡능력을 증강시키는 연습을 하게 됨
    단점: 자발호흡이 약한 환자의 경우 호흡 횟수 불안정으로 인해 SpO2 저하, PCO2 정체가 있을 수 있으며 호흡성산증유발 가능성 있음

SIRS

- SIRS=**S**ystemic **I**nflammatory **R**esponse **S**yndrome
  전신성 염증 반응 증후군

SJS

- SJS=**S**tevens-**J**ohnson **S**yndrome 스티븐스-존슨증후군

SL

- SL=**SL**ice thickness
  - refers to thickness of the individual image slices of CT scanner

SLAP lesion

- SLAP lesion= **S**uperior **L**abrum **A**nterior to **P**osterior
  상부관절와순 파열

SLR exercise

- SLR exercise=**S**traight **L**eg **R**aise exercise 하지 직거상 운동

SMBG

▸ SMBG=**S**elf **M**onitoring of **B**lood **G**lucose 자가혈당측정

SM layer

▸ SM layer=**S**ub**M**ucosal **layer**

SNRI

▸ SNRI=**S**erotonin-**N**orepineprine **R**euptake **I**nhibitors

- Venlafaxine, Milnacipran

s/o

▸ s/o=**s**titch **o**ut

SP

▸ SP=**S**agittal **P**lane

s/p

▸ s/p=**s**tatus, **p**ostoperative

SPN

▸ SPN=**S**olid **P**seudopapillary **N**eoplasm
고형 가유두상 종양(췌장낭종 중)

SpO2

▸ SpO2=peripheral capillary Oxygen Saturation

- Normal SpO2 values vary between 90 and 100%.

SSRI

▸ SSRI=**S**elective **S**erotonin **R**eabsorption **I**nhibitor
선택적 세로토닌재흡수억제제

- escitalopram (Lexapro)

SSS

- SSS=**S**ick **S**inus **S**yndrome 동기능 부전 증후군

SSS

- SSS=**S**ubclavian **S**teal **S**yndrome
  빗장밑혈류빼앗김증후군=빗장밑동맥 도루증후군

S/T mode

- S/T mode=**S**pontaneous/**T**imed **mode**
  offer combination of machine delivered breaths and spontaneous assisted breaths.
  - 흡기유발(triggering), 호기전환 모두 환자와 기계에 의해 조절가능. 환자에 의해 흡기유발이 되지 않는 경우 설정된 호흡수에 따라 흡기유발결정

STAT

- STAT=**STAT**im 즉시

STG

- STG=**S**ub**T**otal **G**astrectomy 위아전절제술, 대부분 위절제술

Superior pubic ramus Fx

골반 상치골지 골절

SUVmax

- SUVmax=maximum **S**tandardized **U**ptake **V**alue in PET/CT
  표준화섭취계수 최대값=최대 표준섭취계수
  ~tumor aggressiveness 반영

SV

- SV=**S**plenic **V**ein

S/V

- S/V=**S**elf-**V**oiding

SVR

- SVR=**S**low **V**entricular **R**esponse

A-fib with slow ventricular response (SVR)

A-fib with moderate ventricular response or controlled ventricular response (CVR)

A-fib with rapid ventricular response (RVR)

SWI

- SWI=**S**usceptibility **W**eighted **I**maging 자화율 강조 자기공명영상
  - 미세출혈에 높은 민감도

T

T1RF

- T1RF=**T**ype **1** **R**espiratory **F**ailure
  ~cannot adequately provide oxygen to the body → hypoxemia

T2DM

- T2DM=**T**ype **2** **DM**

T2RF

- T2RF=**T**ype **2** **R**espiratory **F**ailure
  ~cannot adequately remove carbon dioxide from the body
  → hypercapnia

T3

- T3=**T**riiodothyronine

T4

- T4=**T**hyroxine

TAVI

- TAVI=**T**ranscatheter **A**ortic **V**alve **I**mplantation
  경피적 대동맥판막 치환술
  =TAVR=Transcatheter Aortic Valve Replacement

Taxonomy

분류체계

TBPE검사

▸ TBPE검사

=**T**etrabromophenol **P**hethalein **E**thyl Ether **P**otassium Salt 검사

- 필로폰 등 마약류 소변검사

TB-PCR

▸ TB-PCR=**P**olymerase **C**hain **R**eaction test for Mycobacterium tuberculosis

TCAs

▸ TCAs=**Tri**Cyclic **A**ntidepre**s**sants 삼환계 항우울제

- increase levels of norepinephrine and serotonin and block the action of acetylcholine

TCD

▸ TCD=**T**rans**C**ranial **D**oppler Ultrasound 뇌혈류검사

TDM

▸ TDM=**T**herapeutic **D**rug **M**onitoring 치료약물농도감시

TE

▸ TE=**E**cho **T**ime 라디오주파수파동의 반향시간(MRI)

TEI

▸ TEI=**T**ransforaminal **E**pidural **I**njection 경추간공 경막외 차단술(주사)

TENS

- TENS=**T**ranscutaneous **E**lectrical **N**erve **S**timulation
  경피신경전기자극술

TF

- TF=**T**ube **F**eeding 경관식

TFESI

- TFESI=**Trans****F**oraminal **E**pidural **S**teroid **I**njection
  경추간공 경막외 스테로이드 주사

TFNA

- TFNA=**T**rochanteric **F**ixation **N**ail–**A**dvanced; Depuy Synthes
  근위대퇴골수정

TG

- TG=**T**otal **G**astrectomy 위전절제술

THL

- THL=**TH**a**L**amus 시상하부

THRA

- THRA=**T**otal **H**ip **R**eplacement **A**rthroplasty
  → BPHA=BiPolar HemiArthroplasty(=BHA) 고관절인공관절반치환술

TI

- TI=**I**nversion **T**ime

TIA

- TIA=**T**ransient **I**schemic **A**ttack 일과성허혈발작

t-ICH

- t-ICH=traumatic ICH (IntraCerebral Hemorrhage)
  =traumatic brain hemorrhage 외상성뇌출혈

TKRA

- TKRA=Total Knee Replacement Arthroplasty
  슬관절 인공관절 전치환술
  =TKA=Total Knee Arthroplasty

TL

- TL=Temporal Lobe 측두엽

T/L

- T/L=Total Laminectomy

TLIF

- TLIF=Transforaminal Lumbar Interbody Fusion
  신경공공유(경막외) 요추체간유합술

TLSO

- TLSO=Thoraco Lumbo Sacral Orthosis 허리보조기

Tn1

- Tn1=Troponin I

TNT

- TNT=Troponin T

TOB occlusion

- TOB occlusion=Top-Of-Basilar artery occlusion

tPA

- tPA=**t**issue **P**lasminogen **A**ctivator (intravenous)
  - The most commonly used drug for thrombolytic therapy of stroke and heart attack.

TPI

- TPI=**T**rigger **P**oint **I**njection 근막통증유발점 주사치료

TPLA

- TPLA=**T**reponema **P**allidium **L**atex **A**ggulutination

TPN

- TPN=**T**otal **P**arenteral **N**utrition 완전비경구 영양법

TR

- TR=**R**epetition **T**ime 라디오주파수파동의 반복시간(MRI)

Trimalleolar fracture

삼과골절=삼복사골절

T-SDH

- T-SDH=**T**raumatic **S**ub**d**ural **H**emorrhage 외상성 경막하출혈

TSO

- TSO=**T**otal **S**titch **O**ut

TSR

- TSR=**T**otal **S**houlder **R**eplacement=Total Shoulder Arthroplasty 인공견관절전치환술(인공어깨관절전치환술)

TTS

- TTS=**T**ilt **T**able **S**tanding=기립경사대(Tilt Table)치료

T tube

- T tube=**T**racheostomy **tube**
  (제조사 이름의 브랜드 → Tracoe, Portex)

TURB

- TURB=TURBT=**T**rans**U**rethral **R**esection of the **B**ladder **T**umor
  경요도방광종양절제술

TURP

- TURP=**T**rans**U**rethral **R**esection of the **P**rostate 경요도 전립선 절제술

U

UDCA

- UDCA=**U**rso**D**eoxy**C**holic **A**cid

UD-Flex

- UD-Flex=AFO (ankle foot orthosis)의 한 종류(일본회사제품명)

V

V-A ECMO

▸ V-A ECMO=**V**enous-**A**rterial **ECMO** (**E**xtra**C**orporeal **M**embrane **O**xygenation)

~ECMO의 방식 중

V-V ECMO (venous-venous ECMO)는 단독 호흡부전에 사용,

V-A ECMO (venous-arterial ECMO)는 호흡부전의 동반여부에 상관없이 심부전으로 인한 저관류, 조직의 저산소증 치료 목적으로 사용

VATS

▸ VATS=**V**ideo-**A**ssisted **T**horacic **S**urgery 비디오흉강경수술

VCV

▸ VCV=**V**olume **C**ontrol **V**entilation

3VD

▸ 3VD=**three** **V**essel **D**isease(삼중혈관병변)-3개의 coronary a.에 stenosis가 온 경우

- VD, 2VD보다 더 severe한 상태-stent보다는 bypass 해야함

VEF

▸ VEF=**V**ideo**E**sophageal **F**luoroscopy

VFSS

- VFSS=**V**ideo**F**luoroscopic **S**wallow **S**tudy 비디오 투시 연하검사

Vital Sign

활력징후

VP

- VP=**V**ertebro**P**lasty 경피적척추성형술
  - 풍선 후만 성형술-풍선을 넣고 척추골을 높인 후 골시멘트를 주입
  - 풍선확장술=Balloon Neuroplasty

VP shunt

- VP shunt=**V**entriculo**P**eritoneal **shunt** 뇌실 복강 간 단락술

VRE

- VRE=**V**ancomycin **R**esistant **E**nterococci 반코마이신내성 장알균

VRSA

- VRSA=**V**ancomycin **R**esistant **S**taphylococcus **A**ureus)
  반코마이신내성 황색포도알균
  ~VRSA감염증은 당뇨병이나 신장병 등 기저 질환 있는 환자, 메치실린 내성 황색포도알균(MRSA)에 감염된 적이 있는 환자에게 발생할 위험이 큼.

VR space

- VR space=**V**irchow-**R**obin space=perivascular space

VT

- VT=**V**entricular **T**achycardia

VTe

- VTe=**e**xhaled **T**idal **V**olume=**e**nd **T**idal **V**olume

VVI

- **VVI** = **V**entricle paced, **V**entricle sensed; pacing inhibited if beat sensed.

  VVI타입 가장 많이 사용**(Pacemakers – Nomenclature)**

  First Letter: Chamber Paced

  A= Atrium

  V= Ventricle D= Dual (A+V)

  1. **2nd Letter**: Chamber Sensed

     A= Atrium V= Ventricle D= Dual (A+V) O= None

  1. **3rd Letter**: Response after Sensing:

     I = Pacing Inhibited by ventricular event T= Pacing Triggered

VZV

- VZV=**V**aricella **Z**oster **V**irus

W

WB

- WB=**W**hole **B**lood 전혈
  - 항응고보존제가 들어있는 혈액 bag에 320 또는 400 mL의 혈액을 냉장 보존한 것

WBBS

- WBBS=**W**hole **B**ody **B**one **S**can

W/C/A

- W/C/A=**W**heel **C**hair **A**mbulation

WM

- WM=cerebral **W**hite **M**atter

WPI

- WPI=**W**idespread **P**ain **I**ndex 전신통증지수

w/u

- w/u=**w**ork**u**p 정밀검사

Z

ZNN

- ZNN=**Z**immer **N**atural **N**ail
  ~intramedullary nail characterized by natural anatomic shape of the various long bones

NOTES

NOTES

NOTES